BEI GRIN MACHT SICH IHR WISSEN BEZAHLT

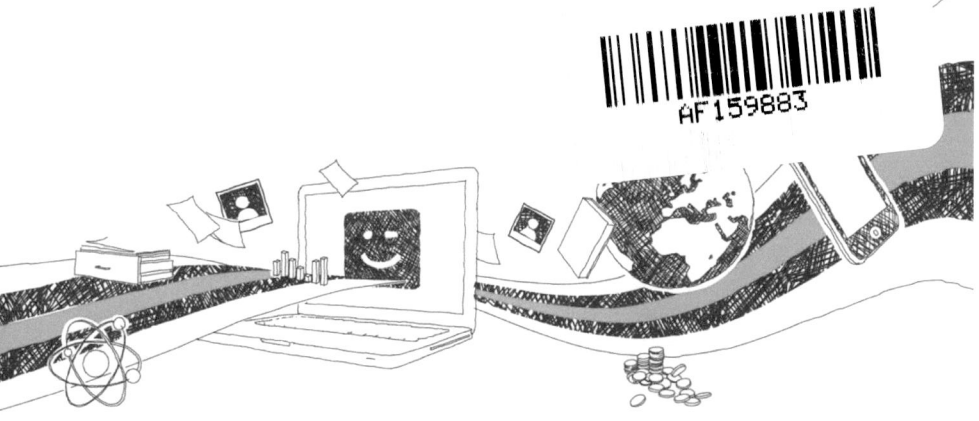

- Wir veröffentlichen Ihre Hausarbeit, Bachelor- und Masterarbeit

- Ihr eigenes eBook und Buch - weltweit in allen wichtigen Shops

- Verdienen Sie an jedem Verkauf

Jetzt bei www.GRIN.com hochladen und kostenlos publizieren

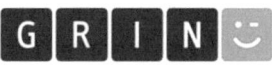

Bibliografische Information der Deutschen Nationalbibliothek:

Die Deutsche Bibliothek verzeichnet diese Publikation in der Deutschen Nationalbibliografie; detaillierte bibliografische Daten sind im Internet über http://dnb.d-nb.de/ abrufbar.

Dieses Werk sowie alle darin enthaltenen einzelnen Beiträge und Abbildungen sind urheberrechtlich geschützt. Jede Verwertung, die nicht ausdrücklich vom Urheberrechtsschutz zugelassen ist, bedarf der vorherigen Zustimmung des Verlages. Das gilt insbesondere für Vervielfältigungen, Bearbeitungen, Übersetzungen, Mikroverfilmungen, Auswertungen durch Datenbanken und für die Einspeicherung und Verarbeitung in elektronische Systeme. Alle Rechte, auch die des auszugsweisen Nachdrucks, der fotomechanischen Wiedergabe (einschließlich Mikrokopie) sowie der Auswertung durch Datenbanken oder ähnliche Einrichtungen, vorbehalten.

Impressum:

Copyright © 2016 GRIN Verlag, Open Publishing GmbH
Druck und Bindung: Books on Demand GmbH, Norderstedt Germany
ISBN: 9783668537446

Dieses Buch bei GRIN:

http://www.grin.com/de/e-book/374516/gesundheitsfoerderung-und-praevention-in-lebenswelten-am-beispiel-des-settings

Philipp Breitmar

Gesundheitsförderung und Prävention in Lebenswelten am Beispiel des Settings Schule

GRIN Verlag

GRIN - Your knowledge has value

Der GRIN Verlag publiziert seit 1998 wissenschaftliche Arbeiten von Studenten, Hochschullehrern und anderen Akademikern als eBook und gedrucktes Buch. Die Verlagswebsite www.grin.com ist die ideale Plattform zur Veröffentlichung von Hausarbeiten, Abschlussarbeiten, wissenschaftlichen Aufsätzen, Dissertationen und Fachbüchern.

Besuchen Sie uns im Internet:

http://www.grin.com/

http://www.facebook.com/grincom

http://www.twitter.com/grin_com

Deutsche Hochschule für
Prävention und Gesundheitsmanagement

Einsendeaufgabe

Fachmodul: Gesundheitsförderung und Prävention in Lebenswelten

Studiengang: Gesundheitsmanagement

Datum
Präsenzphase: 12.12.2016 bis 15.12.2016

Name, Vorname: Breitmar, Philipp

Studienort: **Köln**

Inhaltsverzeichnis

1 ANALYSE DER AUSGANGSSITUATION 3

1.1 Rahmenbedingungen 3

1.2 Personengruppen in der Musterschule 4

1.3 Analyse gesundheitsbezogener Daten 5

    1.3.1 Gesundheitsbezogene Datenanalyse für Lehrer 5

    1.3.2 Gesundheitsbezogene Datenanalyse für Schüler 6

1.4 Ableitung von Handlungsschwerpunkten 8

2 SCHWERPUNKTTHEMA FÜR EIN PROJEKT ZUR GESUNDHEITSFÖRDERUNG IM SETTING SCHULE 9

2.1 Begründung der ausgewählten Personengruppe 9

2.2 Thema des Gesundheitsförderungsprojekts 10

2.3 Erörterung der Ausgangssituation in der Musterschule 10

2.4 Zielsetzung des Gesundheitsförderungsprojekts 11

3 RECHERCHE MODELLPROJEKT 11

4 LITERATURVERZEICHNIS 13

5 ABBILDUNGSVERZEICHNIS 15

6 TABELLENVERZEICHNIS 15

1 Analyse der Ausgangssituation

1.1 Rahmenbedingungen

In der nachfolgenden Tabelle werden die Rahmendbedingungen der Musterschule dargestellt. Die Informationen stammen dabei aus einem Interview mit dem Schulleiter.

Tab. 1: Rahmenbedingungen der Musterschule (eigene Darstellung)

Name	Musterschule
Art/Branche	Förderschule mit den Förderschwerpunkten Lernen sowie sozial/emotionale Entwicklung
Standort	12345 Musterstadt, Musterstr. 1
Größe der Institution	Die Musterschule ist einer von 4 Standorten des Förderzentrums der Stadt Musterli und befindet sich auf einem Gelände von ca. 10000m². Auf diesem Befindet sich die Schule und ein Kindergarten. Die Schule besitzt ca. 16 Klassenräume, eine Turnhalle und einen Innenhof von ca. 2500m² der Spiel- und Bewegungsmöglichkeiten bietet.
Arbeitszeiten Lehrer	Mo., Mi., Fr. 7:00 - 13:30 Uhr Di., Do 7:00 - 15:30 Uhr
Soziale Rahmenbedingungen	-ruhige Gegend am Rande einer Kleinstadt -Schüler stammen zumeist aus Familien mit niedrigem Sozialstatus -die Schule ist für die Klassen der Sekundarstufe I (Klasse 5 -10) -es gibt 9 Klassen mit 6 – 13 Schülern

1.2 Personengruppen in der Musterschule

Die nachfolgende Tabelle beschreibt alle Personengruppe die sich in der Musterschule aufhalten.

Tab. 2: Personengruppe die sich in der Musterschule aufhalten (eigene Darstellung)

Personengruppe	Anzahl	Altersstruktur	Geschlechterverhältnis
Lehrer	20	33 – 56	Frauen: 14 Männer: 6
Schüler	107	10 – 17	Mädchen: 36 Jungen: 71
Pädagogisches Hilfspersonal	9	21 – 65	Frauen: 7 Männer: 2
Nicht pädagogisches Personal	3	30 – 52	Frauen: 2 Männer: 1

Die nachfolgende Tabelle beschreibt die alltäglichen Belastungsfaktoren der Lehrer und Schüler der Musterschule. Die Informationen beruhen dabei auf einem Interview mit dem Schulleiter. Unter Berücksichtigung der in Tab. 1 genannten sozialen Rahmenbedingungen wie, familiärem sozialem Status und Förderschwerpunkten der Schule sind die meisten der unten aufgeführten Belastungsfaktoren nicht verwunderlich.

Tab. 3: Belastungsfaktoren der Lehrer und Schüler der Musterschule (eigene Darstellung)

Belastungsfaktoren	Lehrer	Schüler
Physische	-Lärm	-mangelnde Hygiene -Mangel- bzw. Fehlernährung -Lärm
Psycho-soziale	-Unruhige Schüler	-Mangel an materiellen Dingen -Unruhige Schüler
Organisatorische	-zu wenige und zu kleine Klassenräume (Schule ist für 80 Schüler ausgelegt hat ca. 3 Klassen zu viel, vgl. Tab. 1) -zu viele Schüler	-zu wenige und zu kleine Klassenräume -zu wenige Lehrer -langer Schulweg (zum Teil 45 – 60min)

Fazit: Grundsätzlich könnte jeder der oben aufgelisteten Punkte einen negativen Einfluss auf die Gesundheitssituation der betroffenen Personen haben. Dabei handelt es sich sowohl bei Lehrern als auch bei Schülern vor allem um Faktoren die sich auf das Handlungsfeld Stress beziehen würden. Zusätzlich treten bei den Schülern Faktoren auf die sich auf das Handlungsfeld Ernährung beziehen. Diese rühren jedoch weniger von Belastungsfaktoren her, die im Setting Schule selbst entstehen, als aus dem Setting Familie. An Hand des Interviews ließen sich keine Belastungsfaktoren erkennen, die einen Handlungsbedarf im Bereich Bewegung oder Suchtmittelkonsum ersichtlich machten.

1.3 Analyse gesundheitsbezogener Daten

1.3.1 Gesundheitsbezogene Datenanalyse für Lehrer

Abb. 1 stellt die Entwicklung der sechs wichtigsten Krankheiten im Bezug zu der Menge der dadurch verursachten Arbeitsunfähigkeitstage, der vergangenen acht Jahre dar. Die Daten beziehen sich dabei auf Personen in der Erziehungs- und Unterrichtsbranche und stammen aus dem Fehlzeitenreport von 2016 (Badura, Ducki, Schröder, Klose & Meyer, 2016, S. 363).

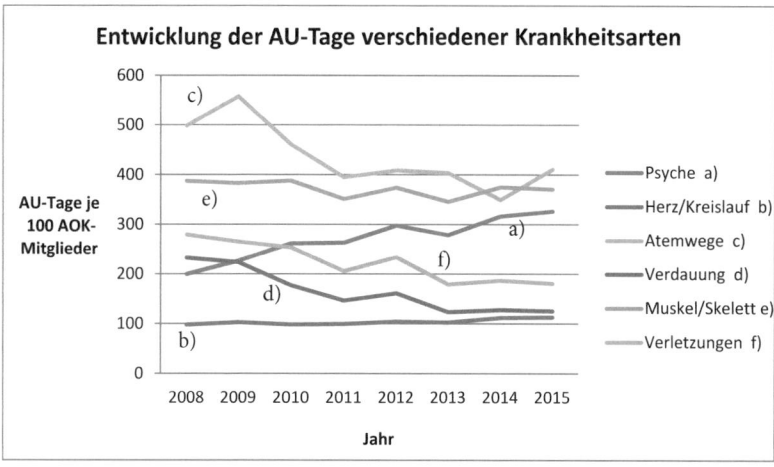

Abb. 1: Entwicklung der AU-Tage je 100 AOK-Mitglieder nach Krankheitsarten in der Branche Erziehung und Unterricht in den Jahren 2008 bis 2015 (eigene Darstellung)

Es fällt auf, dass Erkrankungen der Atemwege fast immer für die meisten Arbeitsunfähigkeitstage (AU-Tage) sorgen. Diese Tatsache lässt sich durch den ständigen Kontakt mit Menschen erklären, sowie den dadurch begünstigten Übertragungsweg vieler die Atemwege betreffender Krankheitserreger. Während die Krankheitsarten des Herzkreislaufsystems, des Muskelskelettsystems, der Verdauung und der Verletzungen sich nur leicht und meistens zum Positiven verändert haben, zeigt sich bei Erkrankungen psychischer Natur eine ganz andere Tendenz. Hier ist die Zahl der AU-Tage von 199,5 im Jahr 2008 auf 326,3 im Jahr 2015 gestiegen, was im Durchschnitt einer Wachstumsrate von 6,3% pro Jahr entspricht (Badura, Ducki, Schröder, Klose & Meyer, 2016, S. 363). Sollte die Entwicklung der jeweiligen Krankheitsarten so weiter gehen, lösen Erkrankungen der Psyche im Jahr 2019 die meisten AU-Tage aus. Die Ursache für diese Entwicklung kann Vielerlei Gründe haben, wie die Vielfalt der psychischen Belastungsfaktoren auf Lehrkräfte, zu denen z.B. Lärm, soziale Konflikte und der Umgang mit schwierigen Schülern/Eltern gehören (Blossfeld et al., 2014, S. 82).

Schaut man sich die aktuelle Datenlage der Lehrkräfte der Sekundarstufe, wie sie ausschließlich an der Musterschule vertreten ist, an, zeigt sich, dass 100 AOK-Mitglieder 1323,4 AU-Tage, verteilt auf 129,6 AU-Fälle, aufweisen.

1.3.2 Gesundheitsbezogene Datenanalyse für Schüler

Bei der Analyse der allgemeinen Datenlage zur Gesundheit von Kindern und Jugendlichen in Deutschland bestätigt sich, wie auch schon in anderen Gesundheitsberichten, dass der sozioökonomische Status einen bedeutenden Einfluss auf den allgemeinen Gesundheitszustand hat. Dem entsprechend ist das Risiko für einen mittelmäßigen bis sehr schlechten allgemeinen Gesundheitszustand bei Kindern die aus Familien mit sozioökonomisch niedrigem Status kommen um das 3,4 – 3,7-Fache erhöht (Robert Koch-Institut, 2014, S. 1-3). Die nachfolgende Tab. 4 zeigt in welchen Bereichen sich der niedrige soziale Status auf die gesundheitsbezogenen Lebensqualität von Kindern und Jugendlichen auswirkt.

Tab. 4: Auswirkung von niedrigen sozialen Status auf gesundheitsbezogene Verhaltensweisen und Erkrankung von Kindern und Jugendlichen unter Berücksichtigung der Altersstruktur und der insgesamt Betroffenen (eigene Darstellung)

Erkrankung und Verhaltensweisen	Altersstruktur (in Jahren)	Menge der Betroffenen (in %)	Ausprägung bei niedrigem sozialem Status im Verhältnis zur Menge der Betroffenen
Psychische Auffälligkeiten	3 - 17	20,2	33,5% (Hölling, Schlack, Petermann, Ravens-Sieberer & Mauz, 2014, S. 812)
ADHS	3 – 17	5	Häufiger
Rauchen	11 – 17	12	Häufiger
Sportlich aktiv	3 – 17	77,5	Weniger
Essen von 5 oder mehr Portionen Obst oder Gemüse pro Tag	3 – 17	10,7	Weniger (Robert Koch-Institut, 2015, S. 2)
Essstörungen	11 – 17	21,9	27,6% (Hölling & Schlack, 2007, S. 795)
Übergewicht und Adipositas	3 – 17	15	Höher (Kurth & Schaffrath Rosario, 2007, S. 739)

Die dargestellten Daten sind deshalb interessant, weil der sozioökonomische Status der Schüler in direktem Zusammenhang mit der Art der Schule, die die Kinder und Jugendlichen besuchen, steht (Nold, 2010, S. 146). Daraus folgt, dass auch wesentlich mehr Schüler der Haupt- und Förderschulen von den in Tab. 4 aufgeführten Erkrankungen und Verhaltensweisen betroffen sind, als Schüler anderer Schulen.

Allgemein betrachtet sind die 0 bis 17-Jährigen, wie Lehrer, am häufigsten von Atemwegserkrankungen betroffen. 88,5% der Kinder und Jugendlichen hatten in den letzten 12 Monaten mindestens einen grippalen Infekt. An zweiter Stelle der häufigsten Erkrankungen liegen Magen-Darm-Infekte mit 46,8% (Kamtsiuris, Atzpodien, Ellert, Schlack & Schlaud, 2007, S. 689). Der Grund für das vermehrte Auftreten der beiden Infektionskrankheiten lässt sich auch hier wieder durch den begünstigte Übertragungsweg der Krankheitserreger erklären: nämlich ständigen Kontakt mit anderen Menschen, wie es in Kindertageseinrichtungen oder Schulen der Fall ist.

1.4 Ableitung von Handlungsschwerpunkten

Sowohl für die Schüler als auch für die Lehrer sollten die Maßnahmen der Gesundheitsförderung und Prävention an der Musterschule in den Handlungsschwerpunkten des Stressmanagements und des Ernährungsverhaltens liegen. Um das Stressniveau für Lehrer und Schüler zu mindern, könnte das Eingliedern von Entspannungskurse/-übungen in den Schulalltag sowie die Bereitstellung eines Ruheraums dienen. Maßnahmen zur Verbesserung des Ernährungsverhaltens sollten sowohl theoretischer als auch praktischer Natur sein. Grundlagen der Ernährung könnte in den Unterricht mit einfließen und bei einem gemeinsamen Frühstück oder Mittagessen praktiziert werden. In Tab. 5 und 6 werden jeweils drei Argumente für die Auswahl der Handlungsfelder in Bezug auf die Personengruppe geliefert.

Tab. 5: Argumente für die Auswahl des Handlungsfelds Ernährung bei Lehrern und Schülern (eigene Darstellung)

Handlungsfeld Ernährung	Lehrer	Schüler
Argument 1	Eine gesunde Ernährungsweise stärkt das Immunsystem und kann dazu beitragen die Infektionsgefahr und damit die Prävalenz von Erkrankungen der Atemwege und Verdauungsorgane zu senken.	
Argument 2	Da Lehrer gewissermaßen eine Vorbildfunktion für ihre Schüler haben, würde sich ein gesundes Ernährungsverhalten positiv auf die Schüler auswirken und die Wahrscheinlichkeit erhöhen sie zu einer Verhaltensänderung zu motivieren.	Schüler die von zu Hause aus kein gesundes Ernährungsverhalten vorgelebt bekommen müssen von extern geschult werden, damit sich eine Verhaltensänderung entwickeln kann, wobei Eltern in Programme mit einbezogen werden können und sollten.
Argument 3	Gemeinsames Essen mit den Schülern kann dazu beitragen die soziale Entwicklung zu fördern, was in Bezug auf die Förderschwerpunkte der Musterschule von besonderer Bedeutung ist (vgl. Tab. 1).	Schüler die Aufgrund eines niedrigen sozioökonomischen Status keine Mittel haben sich gesund zu ernähren, könnten in der Schule kostengünstig essen.

Tab. 6: Argumente für die Auswahl des Handlungsfelds Stress bei Lehrern und Schülern (eigene Darstellung)

Handlungsfeld Stress	Lehrer	Schüler
Argument 1	Ruheräume für Lehrer und Schüler mit strikten Regeln könnten dazu beitragen dem Lärmpegel an der Schule für einige Zeit zu entkommen und sich zu entspannen. Was wiederum dazu beitragen würde den Lärm außerhalb durch entspanntere Schüler zu senken, was in Bezug auf die Musterschule von besonderer Bedeutung ist (vgl. Tab. 3).	
Argument 2	Entspannungskurse/-übungen könnten dabei helfen Risikofaktoren von psychischen Belastungen die eine wichtige Rolle bei der Entstehung von AU-Tage spielen (vgl. Abb. 1), zu mindern.	Schüler die durch Entspannungskurse/-übungen beruhigt werden, könnten den Unterricht besser verfolgen und würden bessere Ergebnisse erzielen.
Argument 3	Lehrer die durch Entspannungstechniken und entsprechende Räumlichkeiten Schutzfaktoren gegen Stress aufbauen, könnten ihre Schüler besser unterrichten und sozialen Konflikte gelassener begegnen.	Das Erleben von Entspannungskursen/-übungen würde positiv zur sozialen und emotionalen Entwicklung der Schüler beitragen, was in Bezug zu den Förderschwerpunkten der Musterschule (vgl. Tab. 1) von besonderer Bedeutung wäre.

2 Schwerpunktthema für ein Projekt zur Gesundheitsförderung im Setting Schule

2.1 Begründung der ausgewählten Personengruppe

Als Zielgruppe für ein Gesundheitsförderungsprojekt werden die Schüler der 5.-10. Klasse der Musterschule ausgewählt. Dabei handelt es sich um Kinder und Jugendliche im Alter von 10 bis 17 Jahren. Die Schüler wurden als Zielgruppe ausgewählt, da hier ein besonders hoher Interventionsbedarf im Bereich des Ernährungsverhaltens besteht. Aus Tab. 3 und 4 wird ersichtlich, dass Essstörungen und ungesunde Ernährungsweisen, in Bezug auf die verzehrte Menge an Obst und Gemüse am Tag, nicht nur theoretische Risiken für die Gesundheit von Kindern und Jugendlichen sind, sondern auch in der Realität durch den Schulleiter der Musterschule bestätig werden konnten. Hinzu kommt, dass die Förderung gesundheitswirksamer Verhaltensweisen bei Kindern als wichtiger erachtet werden kann, als bei Erwachsen, wie den Lehrern. Der Aufbau gesundheitlicher Schutz- bzw. Risikofaktoren kann hier noch besonders stark beeinflusst werden und verschiedene chronische Erkrankungen haben sich noch nicht manifestiert und können verhindert werden.

2.2 Thema des Gesundheitsförderungsprojekts

Das Gesundheitsförderungsprojekt soll heißen: Einführung eines bedarfsgerechten und gesunden Ernährungsangebots für Kindern und Jugendlichen der Sekundarstufe I an der Musterschule. Bei der Auswahl des Handlungsfeldes kamen wie aus 1.4 ersichtlich nur die Felder Stressmanagement und Ernährung in Frage. Die Wahl fiel dabei auf das Handlungsfeld Ernährung. Zum einen besteht, wie in 2.1 aufgeführt, ein konkreter Handlungsbedarf in diesem Feld, zum anderen ist das Thema Ernährung für alle Beteiligten (Schüler, Eltern, Lehrer) greifbarer. Dadurch ist eine bessere Umsetzungsmöglichkeit in der Praxis sowie höhere Aussichten auf Erfolge wahrscheinlicher als bei einem Projekt zum Thema Stressmanagement.

2.3 Erörterung der Ausgangssituation in der Musterschule

Wie aus dem Interview mit dem Schulleiter der Musterschule hervorging, gibt es bis jetzt keinerlei Ernährungsangebot das die Schüler wahrnehmen könnten. Da an der Förderschule besonders viele Kinder aus sozial schwachen Familien stammen ist die Nahrungsversorgung, sowohl quantitativ als auch qualitativ eher schlecht, wie es der Schulleiter bestätigen konnte (vgl. Tab. 3). Somit haben die Schüler für den Rest des Unterrichts keine Möglichkeit etwas an ihrer Situation zu ändern. Unruhiges Verhalten sowie physische und psychische Belastung gehen damit einher (vgl. Tab. 3 und 4) und lassen die Auswirkungen auf die eigentlichen Ziele des Unterrichts, nämlich geistige, soziale und emotionale Entwicklung, nur erahnen.

2.4 Zielsetzung des Gesundheitsförderungsprojekts

Unter Berücksichtigung der Ausgangssituation lässt sich die Zielsetzung für das Gesundheitsförderungsprojekt wie folgt definieren: Den Kinder und Jugendlichen der Musterschule sollte es innerhalb der nächsten 12 Monate ermöglicht werden sich vor dem Unterricht, in den Pausen und nach dem Unterricht bedarfsgerecht und ausgewogen mit Essen versorgen zu können unter Berücksichtigung der finanziellen Mittel. Desweitern soll das pädagogische Personal innerhalb der nächsten 6 Monate zum Thema Ernährung geschult werden, sodass Eltern und Schüler besser informiert werden können. Außerdem sollen durch Informationsveranstaltungen und Workshops innerhalb der nächsten 10 Monate, sowohl Eltern als auch Schüler in den Prozess mit einbezogen werden um den Erfolg und die Nachhaltigkeit langfristig zu sichern.

Die Zielsetzung der Lehrerfortbildung wurde so gewählt, dass schulinterne Maßnahmen zuerst umgesetzt werden, bevor externe Personen (Eltern, Schüler) mit einbezogen werden. In der Vergangenheit hat es sich als erfolgreich erwiesen Eltern in die Gestaltung des Ernährungsverhaltens mit einzubeziehen (Philipps, 2004, S. 58). Daher soll in Informationsveranstaltungen und Workshops der Grundstein für eine gemeinsame Zusammenarbeit zwischen Schule und Eltern gelegt werden. Außerdem könnten Eltern, die sich freiwillig als Aushilfen bei der Bereitstellung/Zubereitung sowie der Ausgabe des Essens melden, Kosten sparen. Der Punkt der Kostenberücksichtigung steht mit ganz oben auf der Liste der Zielsetzung, da es sich zum größten Teil um Familien mit niedrigem sozioökonomischen Status handelt die sich die Maßnahme gegebenenfalls sonst nicht leisten könnten. Das wichtigste Ziel ist aber erst einmal die Bereitstellung von bedarfsgerechtem und ausgewogenem Essen an sich, da es für die Gesundheit der Schüler von zweitrangiger Bedeutung ist, dass sie oder ihre Eltern wissen wie man sich gesund ernährt.

3 Recherche Modellprojekt

In der nachfolgenden Tab. 7 wird das Projekt „Gesund essen mit Freude" von der Gesundheit Berlin-Brandenburg e.V. aus dem Jahr 2005 als Beispiel einer gelungen Praxis („Good-Practice") dargestellt (Bundeszentrale für gesundheitliche Aufklärung, 2005).

Tab. 7: Darstellung des Projekts „Gesund essen mit Freude" als Beispiel der gelungen Praxis („Good-Practice") (eigene Darstellung)

Titel des Modellprojekts	Gesund essen mit Freude
Projektlaufzeit	Beginn: September 2004, Abschluss: kein Ende geplant
Initiatoren/ durchführende Institutionen	Gesundheit Berlin-Brandenburg e.V.
Ausgangssituation und Ziele	Der Risikofaktor Übergewicht ist bei sozial benachteiligten Kindern, besonders bei Kindern mit türkischem Migrationshintergrund, erhöht. Der Bedarf das Ernährungsverhalten hier gesundheitswirksam zu fördern ist belegt. Die Mütter spielen in diesem Zusammenhang die Schlüsselrolle, da sie eine besonders einflussstarke und prägende Funktion in Bezug auf das Ernährungsverhalten ihrer Kinder haben. Ziel des Projekts muss es daher sein den Müttern theoretische und praktische Kenntnisse bezüglich gesunder Ernährung zu vermitteln damit diese in den Alltag integriert werden können.
Methoden bzw. Projektaufbau und -ablauf	Nach Erkennung der Ausgangssituation wurde der BKK Bundesverband als Förderer gewonnen. Es fand ein zehnwöchiger Kurs in Kooperation mit den Schulen statt, der aus 2,5-stündigen Gruppengesprächen bestand. Diese sollten dazu dienen Wissen zu vermitteln, aber auch gemeinsam mit den Müttern realistische Strategien für gesunde Ernährungsweisen zu entwickeln. Um die Umsetzung in den Alltag zu erleichtern wurde auf kulturelle Hintergründe eingegangen. Die Teilnahme und die Durchführung der Gruppengespräche wurden dokumentiert, sodass im Anschluss an den Kurs ein Kochbuch erstellte wurde und die Mütter mit weiterführenden Kursunterlagen versorgt wurden. Der Erfolg des Kurses wurde in einer abschließenden Befragung der Teilnehmerinnen evaluiert.
Projektevaluation/ Ergebnisse	Ergebnisse der Projektevaluation wurden von Seiten des Autors im dem Online-Dokument nicht veröffentlicht.
Schlussfolgerungen für die Praxis	Schlussfolgerungen für die Praxis wurden von Seiten des Autors des Online-Dokuments nicht beschrieben.

Beurteilung: Auch wenn in dem Online-Dokument des Projektes keine direkten Ergebnisse und Schlussfolgerungen veröffentlicht wurden, kann auf Grund der beschriebenen Partizipation der Mütter davon ausgegangen werden, dass das Projekt zumindest in der Umsetzungsphase sehr erfolgreich war und bei den Beteiligten Personen gut angekommen ist. Es hat nicht nur dazu beigetragen das Ernährungsverhalten von Müttern und Kindern mit Migrationshintergrund zu verbessern sondern auch ganz nebenbei zur besseren Integration und zum kulturellen Austausch. Der Erfolg ging so weit, dass sowohl die Gruppe nach Abschluss des Prozesses bestehen blieb als auch ein allgemeiner Leitfaden zur Durchführung kultursensibler Ernährungskurse entstand, der von anderen Schulen bei ähnlichen Projekten genutzt werden kann. All das sind Gründe, die für die Methoden und Inhalte der Intervention sprechen, den Titel „Good-Practice" gerechtfertigten und es zu einem geeigneten Projekt im Setting Schule machen.

4 Literaturverzeichnis

Bundeszentrale für gesundheitliche Aufklärung. (2005). *Projekte der Gesundheitsförderung good-practice. Gesund essen mit Freude.* Zugriff am 30.12.2016. Verfügbar unter http://www.gesundheitliche-chancengleichheit.de/good-practice/gesund-essen-mit-freude/

Blossfeld, H.-P., Bos, W., Daniel, H.-D., Hannover, B., Lenzen, D., Prenzel, M. et al. (2014). *Psychische Belastungen und Burnout beim Bildungspersonal. Empfehlungen zur Kompetenz- und Organisationsentwicklung.* Münster: Waxmann.

Hölling, H. & Schlack, R. (2007). Essstörungen im Kindes- und Jugendalter. Erste Ergebnisse aus dem Kinder- und Jugendgesundheitssurveys (KiGGS), *Bundesgesundheitsblatt, Gesundheitsforschung, Gesundheitsschutz 2007, 50* (5/6), 794-799.

Hölling, H., Schlack, R., Petermann, F., Ravens-Sieberer, U. & Mauz, E. (2014). Psychische Auffälligkeiten und psychosoziale Beeinträchtigungen bei Kindern und Jugendlichen im Alter von 3 bis 17 Jahren in Deutschland – Prävalenz und zeitliche Trends zu 2 Erhebungszeitpunkten (2003-2006 und 2009-2012). Ergebnisse der KiGGS-Studie – Erste Folgebefragung (KiGGS Welle 1). *Bundesgesundheitsblatt, Gesundheitsforschung, Gesundheitsschutz, 57* (7), 807-819.

Kamtsiuris, P., Atzpodien, K., Ellert, U., Schlack, R. & Schlaud, M. (2007). Prävalenz von somatischen Erkrankungen bei Kindern und Jugendlichen in Deutschland. Ergebnisse des Kinder- und Jugendgesundheitssurveys (KiGGS), *Bundesgesundheitsblatt, Gesundheitsforschung, Gesundheitsschutz 2007, 50* (5/6), 686-700.

Kurth, B.-M. & Schaffrath Rosario, A. (2007). Die Verbreitung von Übergewicht und Adipositas bei Kindern und Jugendlichen in Deutschland. Ergebnisse aus dem bundesweiten Kinder- und Jugendgesundheitssurvey (KiGGS), *Bundesgesundheitsblatt, Gesundheitsforschung, Gesundheitsschutz 2007, 50* (5/6), 736-743.

Meyer, M. & Meschede, M. (2016). Krankheitsbedingte Fehlzeiten in der deutschen Wirtschaft im Jahr 2015. In B. Badura, A. Ducki, H. Schöder, J. Klose & M. Meyer (Hrsg.), *Fehlzeiten-Report 2016. Unternehmenskultur und Gesundheit – Herausforderungen und Chancen.* Heidelberg: Springer.

Nold, C. (2010). Sozioökonomischer Status von Schülerinnen und Schülern 2008. In Statistisches Bundesamt (Hrsg.), *Wirtschaft und Statistik. 150 Jahre Produktionsstatistik. EDS Europäischer Datenservice. Öffentlicher Personalverkehr. Sozioökonomischer Status von Schülern. Schwerbehinderte. Kinder mit Migrationshintergrund in Tagesbetreuung. Einfluss der Körpergröße auf Lohnhöhe und Berufswahl. Frühge-*

schichte der Volkswirtschaftlichen Gesamtrechnungen (S. 138-149). Wiesbaden: Statistisches Bundesamt.

Philipps, U. (2004). *Evaluation gesundheitsfördernder Maßnahmen bezüglich des Ernährungsverhaltens von Grundschulkindern.* Bad Heilbrunn: Verlag Julius Klinkhardt.

Robert Koch-Institut. (2014). *Studie zur Gesundheit von Kindern und Jugendlichen in Deutschland: Wichtige Ergebnisse der ersten Folgebefragung (KiGGS Welle 1).* Zugriff am 30.12.2016. Verfügbar unter http://www.kiggs-studie.de/fileadmin/KiGGS-Dokumente/KiGGS1_Zusammenfassung_20140623.pdf

Robert Koch-Institut (Hrsg.). (2015). Obst- und Gemüsekonsum. *Faktenblatt zu KiGGS Welle 1: Studie zur Gesundheit von Kindern und Jugendlichen in Deutschland - Erste Folgebefragung 2009-2012.* Berlin: Robert Koch-Institut.

5 Abbildungsverzeichnis

Abb. 1: Entwicklung der AU-Tage je 100 AOK-Mitglieder nach Krankheitsarten in der Branche Erziehung und Unterricht in den Jahren 2008 bis 2015 (eigene Darstellung) ... 5

6 Tabellenverzeichnis

Tab. 1: Rahmenbedingungen der Musterschule (eigene Darstellung) 3
Tab. 2: Personengruppe die sich in der Musterschule aufhalten (eigene Darstellung) 4
Tab. 3: Belastungsfaktoren der Lehrer und Schüler der Musterschule (eigene Darstellung) 4
Tab. 4: Auswirkung von niedrigen sozialen Status auf gesundheitsbezogene Verhaltensweisen und Erkrankung von Kindern und Jugendlichen unter Berücksichtigung der Altersstruktur und der insgesamt Betroffenen (eigene Darstellung) 7
Tab. 5: Argumente für die Auswahl des Handlungsfelds Ernährung bei Lehrern und Schülern (eigene Darstellung) 8
Tab. 6: Argumente für die Auswahl des Handlungsfelds Stress bei Lehrern und Schülern (eigene Darstellung) 9
Tab. 7: Darstellung des Projekts „Gesund essen mit Freude" als Beispiel der gelungen Praxis („Good-Practice") (eigene Darstellung) 12

BEI GRIN MACHT SICH IHR WISSEN BEZAHLT

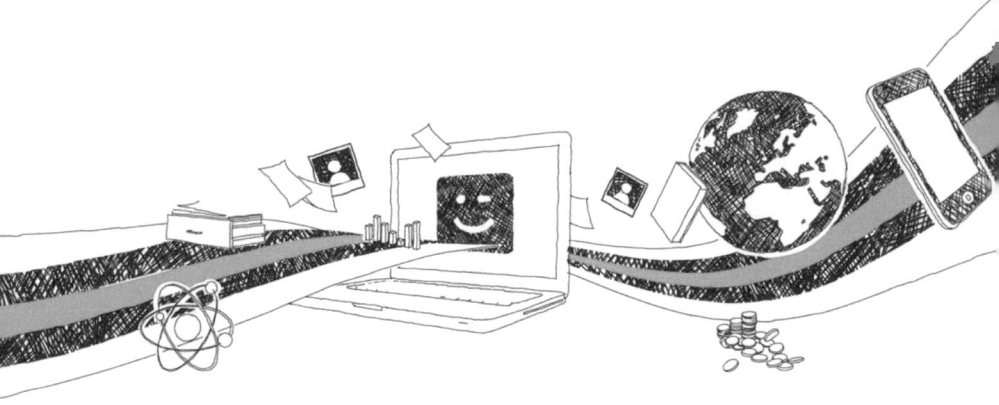

- Wir veröffentlichen Ihre Hausarbeit, Bachelor- und Masterarbeit

- Ihr eigenes eBook und Buch - weltweit in allen wichtigen Shops

- Verdienen Sie an jedem Verkauf

Jetzt bei www.GRIN.com hochladen und kostenlos publizieren

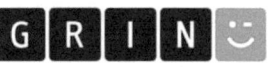